LES
MALADIES D'ESTOMAC

ET LES

EAUX DE VICHY-ETAT

PAR LE

Dr E. MONIN

(De la Faculté de Paris) — Spécialiste pour le tube digestif,
Chevalier de la Légion d'Honneur, Officier de l'Instruction publique

---

« *Ille pater rerum qui sæcula dividit astris,*
« *Tellurt medicas fundere jussit opes.* »
CLAUDIEN.

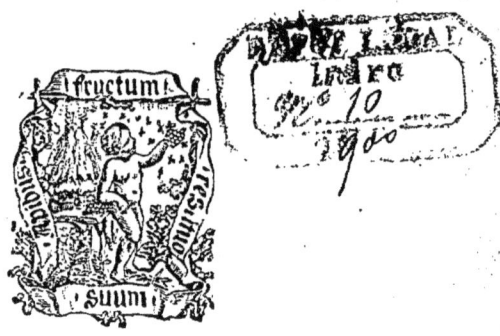

PARIS

SOCIÉTÉ D'ÉDITIONS SCIENTIFIQUES

4, Rue Antoine-Dubois, 4
PLACE DE L'ÉCOLE DE MÉDECINE

1900

Les Maladies d'Estomac

ET

Les Eaux de Vichy-État

DU MÊME AUTEUR

Les Maladies d'Estomac

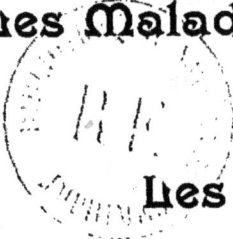

ET

Les Eaux de Vichy-État

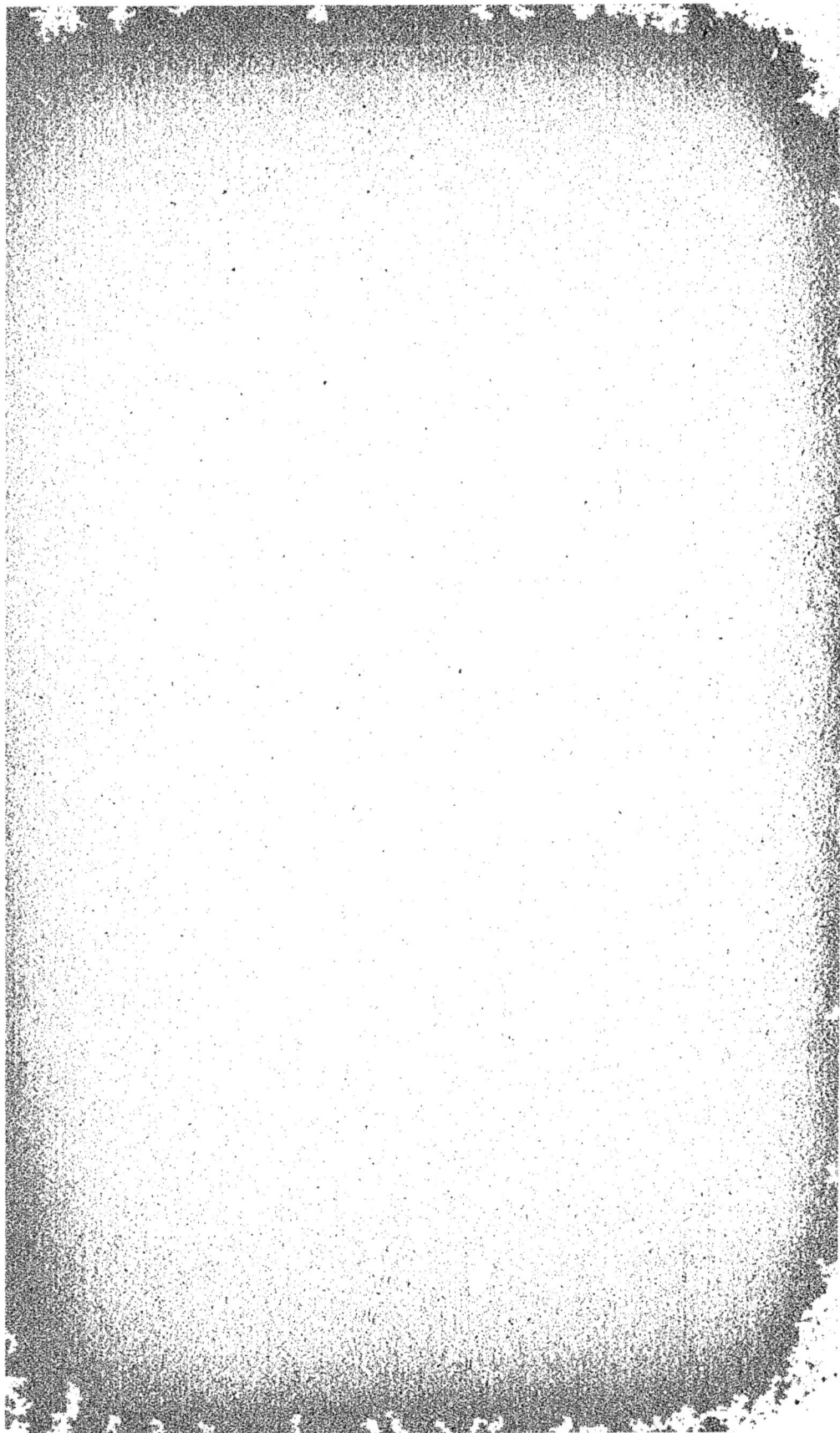

LES MALADIES D'ESTOMAC
ET
LES EAUX DE VICHY-ÉTAT

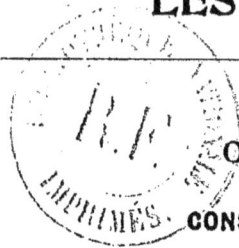

CHAPITRE PREMIER
CONSIDÉRATIONS GÉNÉRALES

Soit par leurs préludes, soit par leurs perversions ultérieures obligatoires, les dyspepsies consistent toujours en des opérations chimiques défectueuses. Elles représentent, au premier chef, des troubles fonctionnels ; ce qui ne veut pas dire qu'elles soient incapables d'aboutir à des lésions. Mais on sait, aujourd'hui, ce qui faisait la grosse erreur de Broussais, rapportant toute dyspepsie à la gastrite. Après la mort, la muqueuse de l'estomac subit une rapide décomposition (sorte d'auto-digestion due à la morsure d'un suc acide sur un tissu qui a cessé d'être alcalin). L'Ecole anatomique prenait pour une lésion de gastrite cette altération purement *nécropsique*.

La dyspepsie est surtout commune chez les arthritiques et les herpétiques, chez les personnes ayant souffert de migraines, de gravelle, de troubles émotifs, Ces prédisposés sont aussi les prédestinés de la médication alcaline naturelle. Mais ce sont surtout les dyspeptiques par vice brômatologique ou par *surcharge* alimentaire habituelle, qui éprouvent les bienfaits sédatifs et curatifs les plus rapides et les plus remarquables de la cure de Vichy « véritable médication orthotrophique, régularisatrice des sécrétions cellulaires » (Durand-Fardel). En favorisant le ramollissement et la liquéfaction des *ingesta*, il est avéré que la médication alcaline naturelle ouvre le pylore, active le transit duodénal des albuminoïdes dissous et s'oppose aux *processus* de putréfaction hypochlorhydrique, de même qu'aux transsudations acides exagérées.

Les eaux de Vichy-Etat ne favorisent pas seulement les sécrétions gastriques, mais aussi celles du foie et du pancréas, dont le rôle physiologique est si étendu. Grâce surtout à leur richesse gazeuse naturelle, elles jouissent d'une action élective sur l'élément *douleur* (sensations de pesanteur, constriction, brûlure) qui inquiète à un si haut point certains malades. Elles permettent le prompt retour à l'alimentation générale, arrêtent les nausées, les vomissements et font rétrograder même l'état cachectique. Dans les *Célestins*, l'action de la lithine s'ajoute à celle de la soude ; dans *Mesdames*, c'est le bicarbonate de protoxyde de fer ; dans la *Grande-Grille* et *l'Hôpital*, ce sont l'arséniate de soude (2 à 3 milligr. par litre), le soufre, le manganèse, le fluor, etc., qui viennent compléter l'alcalinothérapie naturelle.

L'absorption des sources chaudes (Hôpital et surtout Grande-Grille) par l'estomac, présente des effets modificateurs remarquables et presque instantanés. Linossier a, d'ailleurs, démontré que l'eau chaude agit plutôt sur les muscles et l'eau froide sur les glandes. L'eau chaude convient donc plutôt dans les *atonies*, les ectasies ou dilatations, pour exciter les contractions musculaires et réveiller la motilité stomacale. C'est pourquoi nos atoniques bénéficient surtout de la Grande-Grille et de l'Hôpital, bues au griffon ou réchauffées : il en est de même des *hypersécréteurs avec rétention*, alors qu'il importe d'accroître la vitesse évacuatrice, sans stimuler les actes sécrétoires.

L'eau froide transportée (Célestins et Parc principalement) agit surtout par « action de présence » sur les sécrétions gastriques appauvries, puisqu'elle est promptement chassée dans l'intestin. D'après Lamy, c'est l'eau à 37° qui semble douée du pouvoir excito-moteur le plus vif, l'eau à 4° produisant la plus riche sécrétion, tant en chlore total qu'en acide chlorhydrique combiné. Bues à la vasque, les eaux de la Grande-Grille sont, de beaucoup, les plus énergiques et les plus alcalinisantes des eaux de Vichy.

Le bain thermal de Vichy, naturel ou artificiel (*sels de Vichy-Etat*) possède aussi, dans le traitement de l'estomac, un pouvoir décongestif et névrosthénique, que les médecins de la station constatent bien, lorsque certaines lésions du tube gastro-intestinal viennent réduire ou même contre-indiquer le rôle du traitement interne par la boisson. On voit alors parfois la balnéation constituer, à elle seule, tout le traitement thermal, et avec des résultats très marqués, grâce à ce dynamisme intense dont l'eau thermale se trouve imprégnée...

Les tributaires de Vichy se recrutent principalement parmi les professions qui obligent à des écarts de régime ou à un déploiement exagéré de travail : dégustateurs, marchands de vin, restaurateurs, cuisiniers, épiciers, voyageurs de commerce, bouchers et boulangers. Les personnes qui mangent vite, irrégulièrement et à des heures variables (hommes d'affaires, commerçants, avocats, médecins, professions intellectuelles) ; les habitants des villes, qui marchent insuffisamment, abusant des voitures, omnibus, tramways, ascenseurs, etc., et sont habituellement privés des bénéfices du grand air, fournissent à la dyspepsie de nombreuses victimes. La noble passion du travail, la contention ordinaire de l'esprit, l'incessant émoi de la pensée et de la méditation : voilà souvent des nécessités professionnelles inévitables de la cure de Vichy sur place ou transportée. C'est ainsi, et seulement ainsi, que les personnes soumises au régime lacté éviteront les fermentations butyriques, pires que la dyspepsie qu'elles soignent. C'est par la Grande-Grille que le buveur neutralisera son acidité acétique et rétablira ses sécrétions défaillantes. Bref, comme le disait Trousseau : la cure vichyssoise joue dans la nutrition le rôle de l'oxygène dans la respiration, orientant les réactions cellulaires vers le fonctionnement le plus normal.

Le *sel de Vichy naturel* (sel Vichy-Etat) est le seul alcalin incapable, à mon avis, d'exagérer les douleurs de spasme pylorique dues à l'hyperchlorydrie. Je l'emploie souvent dans les hypéresthésies gastriques, sorte d'état de douleur diffuse, succédant immédiatement à l'ingestion alimentaire et accompagnée de nausées, de points scapulaires, de crampes cuisantes dans l'œsophage et de grande sensibilité superficielle dans les téguments qui recouvrent l'épigastre. Lorque l'hypéresthésie s'accompagne de vomissements liquides, le calme de la cure d'eaux sur place a, seul, raison de ces formes dyspeptiques graves, souvent prises à tort pour des lésions organiques.

CHAPITRE II

LE CATARRHE GASTRIQUE ET LES FERMENTATIONS

Le catarrhe gastrique est une sorte d'embarras gastrique chronique, dont le principal symptôme réside en des expuitions aqueuses, pituites ou *gastrorrhées*, ordinairement matutinales, salées, aigres ou brûlantes, avec ou sans accompagnement de pyrosis et de douleurs rétro-sternales. Le liquide évacué est riche en mucus et en débris fermentés, acides lactique et butyrique : il est souvent visqueux et son expulsion s'accompagne de nausées. Lorsque la gastrorrhée est vespérale, on y constate, presque toujours, des sarcines ou des cellules cancéreuses : le catarrhe, alors, n'est plus simple, mais *carcinomateux*.

On observe le catarrhe simple chez les tuberculeux, les grands fumeurs, les buveurs de bière et de vin, les femmes anémiques et nerveuses, les personnes sujettes aux vers intestinaux. Voici le traitement qui m'a le mieux réussi : je fais avaler, chaque matin à jeûn, à petites gorgées, 250 gr. d'eau de la Grande-Grille réchauffée au bain-marie à 40° et additionnée de 2 à 3 gr. de sulfate de soude. Au bout de peu de jours, les vernis muqueux et saburraux se dissolvent, la sécrétion pepsinifère se rétablit, les nausées et gastralgies disparaissent, ainsi que l'inappétence ; les garde-robes, facilitées, évacuent les exsudats catarrhaux. Ce traitement est aussi un traitement d'épreuve : si, en effet, ses résultats n'ont pas été décisifs au bout de cinq à six jours, c'est, pour moi, l'indice pronostique d'une dyspepsie grave et souvent d'une affection cancéreuse. C'est surtout dans les catarrhes de l'estomac qu'il importe d'éviter l'usage de ces élixirs ou vins prétendus digestifs, qui ne *dégagent* momentanément que pour augmenter et aggraver les accidents. Toute boisson alcoolique doit être suspecte, ainsi que le tabac, le café, le thé. Chez les tuberculeux, le lavage d'estomac au tube de Debove, avec le liquide précédent, est précieux comme sauvegarde de l'appétit, ancre de salut du poitrinaire.

Un bon signe distinctif des néoplasies est dans l'état de la langue. Les anciens la nommaient à bon droit le « miroir de l'estomac ». Dans le catarrhe gastrique, elle est *chargée*, couverte d'un épais enduit blanc-jaunâtre ; tandis que dans les néoplasies, elle est rouge et luisante : c'est le *beefsteack-tongue* des Anglais.

Remarquons ici que les lavages et gargarismes avec l'eau de la Grande-Grille dissolvent fort bien les saburres gingivo-dentaires et triomphent de la pharyngite, si volontiers concomitante du catarrhe gastrique.

On sait qu'à l'aide des fermentations digestives, la physiologie a préparé un extrait très convulsivant pour les animaux : c'est la *pepto-toxine* de Brieger, produit, d'après Abelous, de seize ferments différents. C'est par l'auto-intoxication que l'on explique aujourd'hui les malaises des sténosés gastriques. La diminution de la contractilité stomacale et tous les états capables de retarder l'évacuation normale du bol alimentaire sont capables de provoquer les états infectieux du *tractu* gastro-intestinal. La cure de Vichy-Etat réussit supérieurement, dans ces formes traînantes de la dyspepsie putride, avec sensibilité du foie et de la rate à la pression, diarrhée fétide, état pyrétique ayant le catarrhe pour point de départ et la toxémie pour pathogénie probable.

Sous l'influence de l'eau alcaline, la fièvre disparaît, la tolérance alimentaire se rétablit, les acidités se saturent, la gastrite folliculaire se panse, par une sorte d'action lixiviatrice. La

Grande-Grille et l'Hôpital surtout sont éminemment *peptogè-nes* : or, la pepsine n'est-elle pas anti-toxique par excellence ? Rappelons-nous que, peptonisée, la toxine la plus vénéneuse devient inoffensive et nous en conclurons que la cure de Vichy fait partie de l'arsenal défensif de l'organisme contre l'infection et joue un rôle *immunisant*, si l'on songe surtout à la prédisposition microbienne de tous les dyspeptiques.

Depuis le syndrôme flatulent avec éructations, jusqu'au tympanisme, au météorisme, à la pneumatose, les fermentations secondaires sont fautrices de symptômes plus ou moins graves, aboutissant finalement à l'*insuffisance gastrique*. Dans ces cas-là, la diète lactée semble bien plus nuisible qu'utile, le lait étant le meilleur milieu de culture pour les ferments vicieux ou anormaux. Il faut le remplacer, comme boisson, par la Grande-Grille chauffée et coupée de tisane d'orge un peu épaisse : l'action apaisante et lénitive de cette boisson supprime les malaises, les pesanteurs épigastriques, les sensations pénibles de réplétion de l'estomac dès les premières bouchées ingérées. L'action analgésique de l'acide carbonique et l'action saponifiante des carbonates alcalins rendent le chyme moins dense et facilitent son endosmose, en augmentant sa solubilité : ce qui concourt à rétablir vite la normalité des digestions.

CHAPITRE III

LA DILATATION D'ESTOMAC

Il y a une quinzaine d'années, la légion des « dilatés » menaçait d'envahissement toute la pathologie gastrique. L'esprit de système abusait d'une espèce nosologique réelle, mais bien plus rare qu'on se l'imagine. En effet, la dilatation ne saurait exister qu'avec fermeture du pylore ou dégénérescence et atrophie des fibres musculaires de l'estomac : en dehors de ces cas, il ne peut y avoir qu'atonie, distension, avec degrés divers d'avachissement et de tiraillement de la musculeuse stomacale, devenue insuffisante dans sa mission de brassage alimentaire physiologique.

Pour ma part, j'ai toujours vu le relâchement des fibres gastriques précédé d'une longue période d'atonie préalable, c'est-à-dire de crises d'insuffisance gastrique intermittentes, préludant à la permanence de la dilatation vraie. C'est cette atonie qu'il faut soigner de bonne heure, pour éviter l'inertie des parois dilatées, l'irritation muqueuse, la stagnation et les fermentations.

Les symptômes de l'atonie gastrique s'installent à la suite d'excès habituels d'alimentation solide ou liquide. Les digestions laborieuses, s'accompagnent de renvois, de lassitude, de baîllements, de tristesse, de découragement neurasthénique, etc.

A une période plus avancée, on aura des clapotements continuels, bruits hydro-aériques, lumbagos et malaises rhumatoïdes, ténesmes, etc. C'est alors que les ptoses apparaissent et que l'équilibre de l'édifice ventral menace ruine. A cette phase critique de la dilatation, on obtient une résurrection durable des fonctions digestives, par le moyen du lavage gastrique avec la Grande-Grille tiède, additionnée de glycérine pure : on voit, sous l'influence de ce traitement, disparaître les crises paraxystiques d'asthénie nervo-motrice et s'amender la congestion catarrhale de la muqueuse, dont l'épithélium érodé se cicatrise.

Les formes moyennes (celles qui, naguère, relevaient du *régime sec*) réclament, en dehors du régime spécial, une boisson composée de thé léger, très chaud, peu sucré, additionné, par tasse, d'un paquet de sel de Vichy-Etat. On empêche ainsi la langueur digestive, l'encombrement alimentaire, la somnolence *post prandium*, la dyspepsie des farineux et des liquides. On restreint la production des gaz, dont la force expansive est la principale cause d'ectasie ; on empêche la stagnation gastrique et l'on neutralise les toxines, en relevant les synergies digestives.

L'un des phénomènes les plus désagréables du gastricisme chronique, c'est la bouche amère et pâteuse en dehors des repas : un demi-verre de Célestins, bu lentement, constitue, alors, la tisane de choix. Faiblement gazeuse, elle déterge la muqueuse et la prépare à fonctionner. Loin de diluer le suc gastrique et d'abaisser le taux d'HCl libre, l'eau de Vichy-Etat stimule, en effet les sécrétions glandulaires et favorise à la fois la protéolyse et le péristaltisme. Avec cette boisson, l'organe n'est point surchargé et fourbu, comme avec tant d'autres : ce qui le prouve, c'est la cessation du clapotement et le retour de la sonorité plessimétrique de la région, dans ses limites normales.

Dans les formes graves de la dilatation gastrique, les repas doivent être espacés de six heures environ et consister en aliments épais, pain grillé, un peu de boisson chaude. Entre chaque repas, je conseille, en outre, toutes les 2 heures, un verre à bordeaux de Vichy-Célestins.

Les personnes qui, d'une vie active, ont passé soudain à l'inaction, celles qui font des repas trop copieux et trop rapprochés, celles surtout qui mangent trop vite, ne tardent pas à éprouver tous les troubles fonctionnels de l'atonie et de la neurasthénie gastrique. On constate alors souvent l'insuffisance du cardia : le relâchement de ce sphincter se traduisant par des éructations, des régurgitations, parfois même une rumination véritable (méricysme), toujours accompagnée de catarrhe, de pituites et d'hypofonction hépatique, avec selles fétides, décolorées et sèches. Il faut conseiller, dans ces cas, *la cure sur place, possible toute l'année*, du reste : les douches avec massages, la boisson et les lavages à la Grande-Grille réussissent promptement. A la dose de 6 à 8 demi-verres par jour, moitié Grande-Grille, moitié Hôpital, pris dans l'intervalle des repas, nous réveillons les contractions d'un cardia paresseux et nous instituons, en même temps, comme le disait Gubler, *une médication d'assimilation se traduisant par des effets curatifs intimes et silencieux*. On voit pendant la cure (d'une durée de 3 à 4 semaines) disparaître, graduellement, le nervosisme et la migraine, ces inséparables satellites des dyspepsies constitutionnelles.

CHAPITRE IV

LA DYSPEPSIE ACIDE

Parmi les causes de la dyspepsie acide, je trouve communément l'abus des aliments épicés, des alcooliques et de la glace, l'usage habituel de la cuisine savante et incendiaire des restaurants. C'est l'acidisme constitutionnel (*diathèse urique* ou *arthritisme*) qui représente, ici, la prédisposition. Lorsque, deux heures après le petit déjeuner sucré et liquide du matin, l'on éprouve, avec chaleur à l'estomac, des tendances à une sorte de pituite acide, l'emploi systématique des alcalins est indiqué. L'hyperchlorhydrique souffre surtout de brûlures à l'estomac, trois ou quatre heures après les repas : c'est cette sensation qui le réveille la nuit ou l'empêche de s'endormir. Souvent, les renvois acides font remonter dans l'œsophage des mucus rances et corrosifs : parfois, la crise se dénoue par une selle liquide, au milieu de laquelle nagent quelques matières dures, des glaires, des fausses-membranes, dues à la desquamation de l'intestin par un culot chyleux trop acide.

Le malade devra, dans ces cas, prendre, à quatre heures et au coucher, un quart de tasse de lait, coupé avec trois-quarts de Vichy-Célestins : rien ne rectifie plus utilement que cette tisane naturelle les *processus* de peptonisation normale, en combattant les excès d'acidité et en éliminant les acides gras. Il est bon de se coucher, ensuite, sur le côté droit, pour faciliter le passage du bol alimentaire ainsi neutralisé dans le duodénum.

La dyspepsie acide coïncide, comme nous l'avons déjà dit, avec la dyscrasie humorale acide, qu'elle entretien très probablement, en lui apportant d'incessants matériaux. La cure de Vichy a donc, sur elle, une véritable portée anti-diathésique. Elle ne saurait être suppléée par une alcalinothérapie de laboratoire : car, avec l'excès d'acide chlorhydrique, les sels alcalins artificiels aiment à se transformer en chlorures, qui ne font que surexciter la muqueuse et fournir aux frais de nouvelles acidités. Je conseille toujours, d'ailleurs, de répartir en quatre petits repas les aliments albumineux, afin de fournir une proie au suc gastrique hyperacide et d'*occuper* (si j'ose m'exprimer ainsi) tout l'acide chlorhydrique utilisable, Vichy saturant le surplus. Le traitement thermal est une arme de précision, dont les ressources sont infinies : on neutralise par lui les acides, sans production de ces enduits plastiques nauséeux laissés par les médications bismuthique et phosphatée-calcaire. On rend la névrose sécrétoire incapable de se transformer en gastrite ulcéreuse : car (il ne faut pas l'oublier), de toutes les dyspepsies, la dyspepsie acide est celle qui devient le plus facilement organique.

Sa pathogénie est simpliste. Le bol alimentaire est dégluti normalement insalivé : mais il trouve dans l'estomac un excès d'HCl, qui empêche la *ptyaline*, ferment alcalin, d'agir sur les amylacés. Ces substances fermentent alors et distendent l'estomac, puis passent dans l'intestin, où leur acidité précipite, à leur tour, les éléments biliaires et vient enrayer aussi l'action de l'*amylopsine* du suc pancréatique. La cure de Vichy remédie à cette acidité du chyme et fait renaître l'alcalescence dans le canal intestinal, pour imposer silence aux processus de fermentation.

Lorsque, chez un dyspeptique acide, les douleurs pendant la digestion deviennent rongeantes, partant d'un point circonscrit de l'épigastre, pour aboutir, par transfixion, vers la douzième vertèbre dorsale (douleur *en broche*), il y a ulcère de l'estomac. Pour soulager les douleurs, éviter les hémorragies et obtenir la guérison, il importe d'établir, dans ces cas, un milieu alcalin gastrique artificiel : je conseille, avant et après les repas, délayée dans un verre de Grande Grille tiède, une cuiller à café d'un mélange à parties égales de : magnésie lourde, craie préparée, phosphate tribasique de chaux et benzoate de bismuth.

A côté de l'ulcère gastrique, la maladie de Reichmann est une complication beaucoup plus rare. Elle consiste en des crises hypersécrétoires continues de suc gastrique (*gastro-succorrhée*), ordinairement précédées de rétrécissement spasmodique du pylore et survenant en dehors des digestions. La distension permanente, le *glouglou* gastrique et le ballonnement rebelle en sont les conséquences fatales, l'estomac ne se vidant jamais complètement. On ne saurait obtenir, ici, une action d'arrêt sans d'énormes doses d'alcalins. Le sel naturel de Vichy-Etat possède la précieuse supériorité de pouvoir être administré aux plus hautes doses (30 à 40 gr. et plus), sans inconvénient notable : je le conseille, toutes les heures ou toutes les 2 heures, à la dose de 3 à 5 gr., pris sans eau, dans du pain azyme. Les doses se graduent, d'ailleurs, en raison de la gravité de l'hyperacidité secrétaire. On ne tarde pas à voir les réactions douloureuses s'atténuer du côté de la muqueuse hyperesthésiée et le spasme musculaire, oblitérateur du pylore, s'apaiser parallèlement. Pour moi, ce rôle sédatif est départi surtout à l'abondant dégagement d'acide carbonique naturel qui suit la réaction de HCl sur l'alcali.

Rossbach nomme *gastroxynsis* ces crises acides, qu'il prévient aussi par les lavages d'estomac à l'eau de Vichy. Fenwick accuse le surmenage, l'abus des sucreries et des graisses et conseille vivement le sel de Vichy, pour juguler les accès. Pour ma part, j'ajoute à ces traitements de grands lavements d'eau d'orge, additionnés, par litre, d'une douzaine de comprimés Vichy-Etat.

J'estime qu'un traitement plus agressif de la maladie de Reichmann est plutôt nuisible. Il faut se borner aux précédents et y ajouter le plus rigoureux régime alimentaire de l'hyperchlorhydrie.

CHAPITRE V

L'HYPOCHLORHYDRIE

(*Dyspepsie des anémiques. — Dyspepsie nerveuse*)

Un verre d'Hôpital ou de Grande-Grille, bu à petites gorgées, une heure avant le repas, constitue un apéritif connu et apprécié, de longue date, par les personnes d'un appétit insuffisant. C'est par l'excitation de la sécrétion chlorhydrique et par la stimulation de la motilité d'un estomac faible ou dépravé qu'agit cette prescription bien simple. Les sensations éprouvées par l'hypochlorhydrique (pesanteurs dans les hypocondres, rapports gazeux, régurgitations liquides, malaise général avec bouffées de chaleur et besoin de sommeil, selles fétides et mal liées, quelquefois vomissements longtemps après les repas) tous ces symptômes et beaucoup d'autres, liés à la diminution des ferments digestifs, compressions par les gaz, bruit de galop à la pointe du cœur, etc., disparaissent promptement par ce traitement de quelques semaines.

- Chez les hypochlorhydriques, l'estomac vide ne donne ordinairement lieu à aucune sensation pénible. Mais parfois, l'ingestion alimentaire cause de la douleur, des renvois, des vomituritions. Je prescris, alors, au milieu du repas, un cachet de 0,20 de menthol pur, avalé à l'aide d'un grand verre de Célestins, ou, dans les formes rebelles, 2 gr. de sel de Vichy-État et 0,30 de menthol dans du pain azyme. Cette prescription excito-motrice et sécrétoire rétablit l'équilibre dans la motilité et la composition des sucs digestifs : on en obtient la sédation et le repos de l'organe, en obviant au retard des sécrétions gastriques. Si l'on peut ajouter, à la station de Vichy, l'hydrothérapie alcaline chaude, la guérison est rapide et complète.

Linossier, Robin, Mathieu et nombre d'autres auteurs, sont partisans des alcalins *ante cibum*, dans l'hypochlorhydrie. alors que la musculature stomacale est aussi affaiblie que le fonctionnement des glandes à pepsine. Ce traitement augmente l'urée et les phosphates, diminue les oxalates et les urates : ce qui prouve l'action oxydante et eutrophique de l'alcalinothérapie en général.

L'inappétence et l'anorexie des anémiques ressortit aux eaux alcalines arsénicales et ferrugineuses, dont Mesdames représente le meilleur type. En leur ajoutant la douche froide, stimulante de la circulation, on obtient, à Vichy, des résultats décisifs, chez les chlorotiques, les torpides, les paludiques, les coloniaux, éprouvés dans leur globules rouges par le climat des tropiques. L'acide carbonique des eaux de Vichy-État stimule les fonctions gastriques ; leurs bicarbonates régularisent l'activité eupeptique, grâce à leur action sur le système porte et le plexus solaire. Les gaz incorporés aux molécules de l'eau thermale *se dégagent lentement* dans l'estomac et y produisent les réactions les plus utiles, en réveillant un surcroît de vitalité et d'énergie vers les follicules sécrétoires. Dans la dyspepsie hypochlorhydrique des convalescents, on remarque l'action reconstituante marquée sur les échanges et le perfectionnement des phénomènes intimes de la nutrition, traduits surtout par la prolifération des hématies. Lorsque l'enduit de la langue est prononcé, j'ajoute au verre de Vichy-Etat, pris avant le repas, 1 gr. de carbonate de magnésie et vingt gouttes de teinture de simaruba et j'institue, pendant quelques jours, le régime lacté mitigé par les œufs, les panades, les purées et les fruits cuits.

Dans la dyspepsie nerveuse liée à l'herpétisme, Lancereaux et Hayem s'accordent à prescrire, quinze jours par mois, le sel de Vichy à la dose de 2 à 3 gr. *pro die*. On voit, sous son influence, se rompre le cercle vicieux où se traînait lamentablement le malade. Il se nourrit, reprend des forces, ce qui permet à messire Gaster de récupérer son innervation normale : diurétique et excitant nutritif, le sel de Vichy-Etat permet l'épargne et l'accumulation albuminoïde et favorise la transmutation alimentaire finale en chaleur et en mouvement.

La dyspepsie nerveuse négligée conduit souvent à l'entéroptose et à la neurasthénie. Mais la fréquence de l'arthritis et de l'uricémie, parmi ses causes prédisposantes, nous explique l'immense utilité des alcalins, qui redressent la nutrition trop acide, tout en faisant aux malades l'agréable aumône d'une bonne digestion : sous l'influence de la cure de Vichy, on voit disparaître les palpitations, migraines, vertiges, oppressions, somnolences, faiblesses de la vue et de l'ouïe, qui se rattachent volontiers à la dyspepsie nerveuse.

Il en est de même du *pica* et des goûts dépravés constatés chez les hystériques et chez les femmes enceintes ; de l'appétit vorace ou insatiable, boulimie, fringales. Ces incarnations variées de la dyspepsie nerveuse lassent parfois la patience du médecin et épuisent son arsenal thérapeutique. Il faut, alors, songer à la cure de Vichy sur place : sans nulle action perturbatrice, *sans anémie alcaline à redouter*, elle rétablira promptement la crase sanguine et l'équilibre céphalo-médullaire, grâce à la riche alcalinité de ses ressources thermales et à la complexité de salination de ses fontaines, dont la composition nous représente la minéralisation même de l'organisme.

CHAPITRE VI

DYSPEPSIE DES ENFANTS ET DES JEUNES GENS

L'alimentation défectueuse de la première enfance, l'allaitement mal réglé, le sevrage prématuré sont les principales causes de la dyspepsie dans le jeune âge. Que de bébés maigres et

pâles, aux chairs flasques et molles, sont traités comme diathé-
siques, alors qu'ils ne souffrent que de dyspepsie! Chez eux,
en effet, la forme morbide n'est ni grave ni tapageuse : sournoi-
sement, la gastropathie les conduit à la déchéance vitale gra-
duelle. L'enfant a soif, transpire abondamment, accuse de la
céphalée, des terreurs nocturnes, des alternatives de diarrhée
et de constipation. Souvent, l'appétit est conservé ; parfois, il
est augmenté et l'on constate tous les signes de la dilatation,
clapotements, etc. Il faut, alors, instituer un régime exclusivement composé d'œufs et de potages, avec du lait comme boisson, coupé d'un tiers de Grande-Grille. Lorsque l'atonie de la
poche stomacale reste invincible, il ne faut pas hésiter à prati-
quer le lavage de l'estomac avec cette même eau tiède, afin d'é-
viter l'infection par les toxines, développées à l'occasion d'un
séjour prolongé du chyme dans le ventricule inerte. Les cas de
coma et de tétanie, dus à des dyspepsies infantiles négligées ou
méconnues, ne sont point rares dans la littérature médicale. Le
rachitisme, avec ses conséquences si graves, apparaît aussi,
aujourd'hui, comme la résultante de mauvaises digestions ha-
bituelles.

Chez l'enfant, les ressources de l'art sont assez limitées, les
médicaments étant souvent mal tolérés, surtout par le nourrisson. Et pourtant, il faut aviser : car les troubles gastriques,
lorsqu'ils ne tuent pas le nourrisson, font le lit à la gastro-
entérite infectieuse, au rachitisme, aux affections épidémiques,
au nervosisme, etc.

Le hoquet, spasme du diaphragme avec resserrement de la
glotte, est fréquent chez l'enfant dyspeptique et affecte souvent
la forme d'une convulsion désagréable et inquiétante. Une cuillerée d'eau des Célestins après chaque prise de lait empêchera
l'état congestif de l'estomac, dû souvent à la production abon-
dante des gaz. Rien, dans ces cas, ne saurait être mieux toléré
que l'eau de Vichy, dont une expérience traditionnelle séculaire
a établi l'individualité thérapeutique. Lorsque, chez l'enfant,
le travail digestif pèche par la quantité et par la qualité, gare à
la déchéance vitale et à la faillite organique, à cause de l'insuffisant apport des matériaux constitutifs du petit être ! Le lym-
phatisme, la scrofule, le tubercule ne sont pas loin. Quant au
rachitisme, il semble surtout le produit des fermentations anor-
males, dont l'acidité (acide lactique principalement), agit pour
désorganiser le soutien minéral phosphaté du squelette, pendant que les toxines digestives troublent, au plus haut point, les
phases de la nutrition cellulaire.

En dissolvant la mucine, l'eau de Vichy-Etat élimine les

mucus et donne ainsi la chasse aux éléments morphologiques et bactériens, que le mucus englobe et concentre, pour ainsi dire. Elle favorise la formation de pepsine dans l'estomac et sollicite la sécrétion biliaire, essentiellement bactéricide...

La plupart des enfants et jeunes gens issus d'arthritiques éprouvent, vers 4 heures de l'après-midi, des tiraillements gastriques. Leur sommeil est peuplé de cauchemars ; leur estomac, sensible, intolérant, est embarrassé au réveil. C'est comme une forme *atténuée* de l'hyperchlorhydrie. J'ai souvent eu aussi à soigner, lors de la puberté, des crises hyperacides, coïncidant avec la migraine et les troubles nerveux. Outre les prescriptions d'hygiène, banales, mais toujours utiles à ressasser (mâcher longuement, éviter les crudités, boire à petites gorgées, manger les viandes braisées, les légumes en purées, le pain très cuit et très rassis), il faut, toujours, chez les enfants que l'hérédité dispose à la diathèse acide, remédier aux dérèglements sécrétoires et fonctionnels, par quelques doses d'eau de Vichy (Hôpital ou Célestins), prises avant, pendant et après les repas (un verre à Bordeaux répété trois fois). Sous cette influence thérapeutique, l'hyperesthésie, l'excitabilité exagérée de l'estomac et les réflexes nerveux qu'elles engendrent, se modèrent dans la plus large mesure. J'observais dernièrement un jeune homme de 19 ans qui, deux heures après chaque repas, se plaignait d'une douleur fixe à l'épigastre, qu'il comparait à un fer rouge et qui avait été vainement traitée, au collège, par les vésicatoires, le bismuth, l'opium, la cocaïne. Il se guérit en prenant chaque jour, avant les repas, une cuillerée à café de craie préparée, délayée dans un verre de Grande-Grille.

Il faut savoir que la dyspepsie négligée, chez les jeunes gens, conduit parfois à l'appendicite, par auto-intoxication. La maigreur, la phosphaturie, l'albuminurie, le nervosisme, les fièvres infectieuses (muqueuse, pseudo-typhoïde, etc.), et bon nombre d'affections rebelles de la peau (acnés, herpès, furoncles, eczéma) sont les conséquences, souvent méconnues, de la dyspepsie juvénile. Soignons donc cette dernière, pendant qu'il en est encore temps et pensons à la médication alcaline naturelle (hygiénique, prophylactique et curative tout ensemble). Par le soufre et l'arsenic qu'elles renferment à doses médicamenteuses, les eaux de Vichy-État déterminent une excitation fonctionnelle et assimilatrice, précieuse à l'âge d'évolution, et l'on voit gastralgie, cardialgie et dyspepsie s'atténuer et disparaître, sans qu'il soit, d'ordinaire, indispensable d'avoir recours à la cure au griffon.

CHAPITRE VII

LES DYSPEPSIES COMPLIQUÉES ET SYMPTOMATIQUES

Il faut savoir reconnaître les maladies dépendant de la dyspepsie. Sans vouloir, comme Broussais, rapporter tout à l'estomac, il faut bien admettre, pourtant, que l'urticaire, les gourmes, la furonculose, les érythèmes et certains eczémas puisent fréquemment leurs origines dans les dyspepsies avec ectasies ou les catarrhes gastriques avec fermentations intenses. J'ai, fréquemment, occasion de soigner l'acné facial, coincidant avec troubles gastro-intestinaux. Vichy-Etat s'y montre héroïque, spécifique presque. En empêchant les fermentations, la genèse des acides gras, leur élimination par les follicules sébacés, la médication alcaline naturelle rompt le cercle des accidents morbides, sans jamais causer ni pesanteurs ni ballonnements, même à la dose d'une ou deux bouteilles par jour (Hôpital ou Grande Grille). C'est un traitement compensateur, mieux toléré à coup sûr que les médications pharmaceutiques. L'eau très chaude, saturée de sel de Vichy-Etat ou de comprimés, jouit de propriétés dissolvantes et détersives fort remarquables sur la peau (points noirs, *acné punctata*) que j'ai, pour ma part, depuis bien longtemps, recommandées dans la toilette journalière (voir mon *Hygiène de la beauté*).

La chloro-anémie a, parfois, aussi une origine dyspeptique. On voit alors (fait paradoxal, mais absolument indéniable) la cure alcaline naturelle *augmenter les globules rouges du sang* et triompher de l'insuffisance nutritive, en ayant raison des symptômes gastriques, même dans certains cas de spasmes paroxystiques, indiquant la participation du nerf phrénique aux accidents. On observe souvent aussi des troubles cardiaques, palpitations, arythmies, incoordination des battements, faux-pas et douleurs au cœur, qui ne sont que des réflexes dyspeptiques. C'est par une entrave à la circulation pulmonaire que s'expliquent ces troubles, consécutifs à la dilatation aiguë du cœur droit. Le réflexe, parti de l'estomac, retentit par le moyen du pneumogastrique et du grand sympathique et finit par amener une hypertension permanente de l'artère pulmonaire. Alors, la pression cardiaque augmente, les battements se précipitent et sont douloureusement ressentis. Il ne faut pas confondre ces cas avec des lésions valvulaires, d'autant qu'il s'agit souvent d'arthritiques à antécédents rhumatismaux. Il faut porter son investigation sur l'estomac et l'on trouve alors

souvent l'indication des alcalins. Combien j'en ai vu déjà, de
ces *pseudo-cardiaques*, dyspeptiques aggravés par la digitale
et l'iodure, inopportunément conseillés, et même par la banale
diète lactée et qui laissaient à Vichy, leurs arythmies palpi-
tantes ! Il est certain que la cure alcaline naturelle, sur place ou
à domicile, aidée de l'hydrothérapie et des frictions, possède
souvent une activité décisive contre ces cardiopathies et ces
« dyspnées toxi-alimentaires », si bien décrites par Huchard,
qui les rattache avec raison à la neuro-dyspepsie. Vichy agit,
d'ailleurs, à petites doses : ce n'est pas la Grande-Grille, qui
nécessite ces copieuses libations, nuisibles à des arthritiques
dont l'hypertention vasculaire développe ou aggrave, le plus
souvent, les désordres cardiaques !

Il arrive souvent que, chez les dyspeptiques, l'intestin, obligé
de suppléer au travail imparfait de l'estomac, se surmène et
devient malade, atonique, irrité, ballonné, avec coliques et
diarrhées. J'ai souvent conseillé avec succès, dans ces cas là,
les lavements chauds d'eau de la Grande-Grille. D'autres fois,
l'estomac souffre sans être malade : mais le foie est gros, gon-
flé, en proie à des poussées congestives ; la langue est sale, le
teint sub-ictérique, avec signes d'obstruction biliaire ou de
précirrhose. Vichy constitue, dans ces cas, une médication à la
fois symptômatique et antidiathésique, qui procure une prompte
détente à la pléthore abdominale, pour laquelle Grande-Grille
et l'Hôpital, particulièrement, possèdent une véritable activité
curative. Le travail du foie se réveille ; l'urée est ramenée à la
normale ; la nutrition déviée se redresse. La Grande-Grille
détermine souvent, alors, de véritables débâcles biliaires, par
une congestion thérapeutique des canaux du foie, qui évacuent
leurs sédiments et résorbent leurs exsudats, à la faveur du
dynamisme extraordinaire qui exalte la valeur chimique des
alcalins. Des doses très faibles, je le répète, suffisent pour l'ob-
tention de résultats remarquables. La bile, ramenée à son alcalescence et à sa fluiditité normales, remplit alors, plus sûre-
ment et plus strictement, son rôle complexe et providentiel :
la saburre des voies digestives se nettoie et se décape, au fur et
à mesure que se désobstruent les canaux biliaires.

Dans les dyspepsies symptômatiques de la goutte, du brigh-
tisme et de la petite urémie, rien ne nous réussit mieux que les
lavages d'estomac à l'eau tiède de Grande-Grille, auxquels on
peut ajouter les grands lavages intestinaux avec le même
liquide, si l'urémie est caractérisée.

L'origine bactérienne de ces dyspepsies toxiques n'est guère
douteuse : or, il est démontré (Lesage) que les bactéries patho-

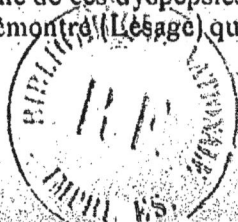

gènes agissent surtout dans un milieu acide, tandis que les bacilles de l'eupepsie normale, commensaux inséparables de la santé, n'agissent que dans un milieu physiologiquement ou artificiellement alcalin.

Chez les diabétiques, l'acidité du milieu intérieur est, d'après Lépine et Hugounenq, la cause d'auto-intoxications digestives fort graves, accompagnées d'autophagie : c'est alors que l'acétone apparaît dans l'estomac, l'intestin et le sang et que l'analyse reconnaît ce corps dans les urines. L'enduit latéral et inégal de la langue, avec mousse blanche au fond du gosier et des amygdales, a été souvent signalé comme symptôme de ces « embarras gastriques », chez les diabétiques. Comme traitement, je prescris une nourriture exclusivement composée de lait, avec moitié Vichy-Célestins ; trois paquets par jour, composés chacun de 0,03 de calomel, 0,30 de rhubarbe et 0,60 de magnésie calcinée ; matin et soir, grand lavage intestinal avec l'eau de la Grande-Grille à 35°.

On peut recourir à la cure de Vichy-Etat, même en cas d'ulcérations gastriques : non seulement les sources (Grande-Grille, Hôpital, Célestins) ne possèdent sur la muqueuse gastrique aucune action agressive, mais elles produisent les effets détersifs d'un véritable pansement ; en basifiant l'acidité gastrique, elles empêchent les ulcérations de s'agrandir ; enfin, elles luttent contre la distension stomacale causée par l'usage du lait, distension qui retarde le *processus* cicatriciel de l'*ulcus rotundum*.

La dyspepsie acide se rencontre souvent, comme symptôme réflexe, chez les hystériques, les hypocondriaques, les arthritiques affectés de calculs biliaires ou urinaires. Les hommes d'affaires, les intellectuels passionnés sont surtout prédisposés à ces formes névropathiques de la gastrodynie. La cure à Vichy même est alors indiquée, le déplacement et la distraction s'imposant. Mais l'eau transportée conserve ici toute son action, les principes étant fixes et stables et ne variant guère par l'embouteillage (puisque Linossier déclare même que la thermalité naturelle de la Grande-Grille a peu d'importance et qu'on peut la lui restituer artificiellement !)

Dans ces hyperpepsies, dont je viens de parler, où s'exagère la quantité d'HCl libre ou combiné, le liquide extrait après le repas d'épreuve est toujours abondant, peu muqueux, riche en émulsion alimentaire peptonisée. C'est alors que l'appétit s'exalte en fringales boulimiques ; la digestion s'accompagne de crampes ; le sommeil devient pénible, entrecoupé de cauchemars ; la salive s'épaissit, la soif est vive et la muqueuse gastro-intestinale devient comme une vaste surface enflammée. C'est alors que la Grande-Grille, à doses réfractées et mélangée de lait, fournit les meilleurs succès curatifs. Parfois, si les douleurs sont vives, j'ajoute, trois fois par jour, 2 à 4 gr. de chlorate de soude. Ce sel est fort utile (on le sait) dans les gastropathies cancéreuses, pour calmer les nausées et vomissements et rendre possible l'alimentation, en enrayant l'atrophie progressive des glandes à pepsine. Les eaux de Vichy-Etat contribuent à l'amélioration rapide de l'état général : en atténuant l'irritabilité continue du plexus cœliaque, elles remontent le moral du malade et refrènent ses humeurs noires.

J'ai souvent observé, dans ma pratique, que les crises gastriques augmentent volontiers par la tendance qu'ont les malades à diminuer, peu à peu, leur ration alimentaire, bouc émissaire de tous leurs maux ! Bientôt, ils s'anémient et s'amaigrissent, par l'action de cette *cura famis ;* ils prennent un teint terreux ou jaune-paille, qui en impose parfois pour un cancer, sans qu'il y ait aucune tumeur : l'erreur de diagnostic est d'autant plus commune, que la muqueuse gastrique, érodée par les acides, finit par saigner. C'est dans ces hyperacidités que je conseille, de nouveau, l'addition de magnésie ou de phosphate de chaux à l'eau de la Grande-Grille réchauffée, afin de neutraliser plus complètement le contenu gastrique.

Lorsque le pylore est rétréci par une tumeur, il faut additionner le lait d'une bonne quantité de sel de Vichy-Etat, afin de retarder sa coagulation et de favoriser le passage des fourches-caudines duodénales. Ainsi additionné, du reste, le lait peut être maintenu très chaud : il ne constipe plus et ne donne lieu qu'au *minimum* de fermentations gazeuses.

FIN

TABLE DES CHAPITRES

———

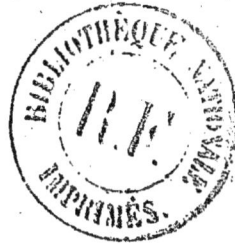

———

Châteauroux. — Typ. et Lith. P. Langlois et C'

189

AVIS IMPORTANT

Les lecteurs soucieux de lire un travail plus étendu, mais toujours à leur portée, **sur le traitement pratique des maladies de l'estomac**, n'auront qu'à nous demander :

Les Troubles digestifs

(HYGIÈNE & TRAITEMENT CURATIF)

PAR LE

Docteur E. MONIN

Cet ouvrage leur sera adressé *franco* contre mandat de **4 francs** adressé à la Société d'Éditions, 4, rue Antoine-Dubois.

TABLE DES CHAPITRES

———

——— ———

Châteauroux. — Typ. et Lith. P. Langlois et Cⁱᵉ

AVIS IMPORTANT

Les lecteurs soucieux de lire un travail plus étendu, mais toujours à leur portée, **sur le traitement pratique des maladies de l'estomac,** n'auront qu'à nous demander :

Les Troubles digestifs

(HYGIÈNE & TRAITEMENT CURATIF)

PAR LE

Docteur E. MONIN

Cet ouvrage leur sera adressé *franco* contre mandat de **4 francs** adressé à la Société d'Éditions, 4, rue Antoine-Dubois.

A LA MÊME SOCIÉTÉ D'ÉDITIONS

BERTILLON (Dr Jacques), chefs des travaux statistiques de la ville de Paris, membre du Conseil supérieur de statistique, etc. — **Cours élémentaire de statistique**, conforme au programme arrêté par le Conseil supérieur de statistique, et adopté par M. le Préfet de la Seine, pour le concours à l'admissibilité au grade de Commis-Rédacteur à la préfecture de la Seine. Broché .... 10 fr.

BERTRAND (L.-E.), médecin en chef de la marine, ancien professeur aux Ecoles de médecine navale, et **FONTAN** (J.), professeur de chirurgie navale et de chirurgie d'armée à l'Ecole de médecine navale de Toulon. — **Traité médico-chirurgical de l'Hépatite suppurée des pays chauds**, grand abcès du foie. In-8° de 732 p. avec tracés et figures...... 16 fr.

BLANCHARD (Dr R.), professeur agrégé à la Faculté de médecine de Paris, secrétaire général de la Société zoologique de France.— **Histoire zoologique et médicale des Ténadiés du genre Hymenolepsis Weinland**. In-8° de 112 pages, orné de nombreuses figures. 3 fr. 50

BOURQUELOT (Emile), docteur ès-sciences, professeur agrégé à l'école supérieure de médecine de Paris, pharmacien en chef de l'hôpital Laënnec. — **Les Fermentations**, vol. de l'Encyclopédie des connaissances pratiques. In-8° de 205 p., illustré de 21 figures intercalées dans le texte. Cartonné.................................... 4 fr.

BOURQUELOT (Emile). — **Les Ferments solubles**, 10e vol. de l'Encyclopédie des connaissances pratiques. In-8° de 220 pages. Cartonné 4 fr.

CALMETTE (D.-A.), directeur de l'Institut Pasteur de Lille, médecin principal du corps de santé des colonies, ancien directeur de l'Institut bactériologique de Saïgon. — **Le Venin des serpents**. Physiologie de l'envenimation. Traitement des morsures venimeuses par le sérum des animaux vaccinés. In-8° de 72 pages. Broché................ 3 fr.

CLADO (D^r), chef des travaux de gynécologie à l'Hôtel-Dieu, ancien chef de clinique et de laboratoire de la Faculté. — **Traité des tumeurs de la vessie**. Un fort volume In-8° de 750 p., 18 tableaux et 126 gravures dans le texte. Broché.................................... 16 fr.

GAUTIER (A.), membre de l'Institut, professeur de chimie à la Faculté de Médecine de Paris, membre de l'Académie de médecine. — **Les Toxines microbiennes et animales**. Grand In-8° de 620 pages avec figures dans le texte.................................... 15 fr.

JOERGENSEN (Alfred), Directeur du Laboratoire pour la physiologie des fermentations et de la technologie des fermentations. Copenhague. — **Les Microorganismes de la fermentation**, traduit par Paul Freund et révisé par l'auteur, in-8° de 348 pages avec 56 illustrations dans le texte. Broché.................................... 6 fr.

LABORDE (J.-V.), directeurs des travaux pratiques de physiologie à la Faculté, membre de l'Académie de médecine. — **Traité élémentaire de physiologie** d'après les leçons pratiques de démonstration, précédé d'une introduction technique à l'usage des élèves. In-8° de 450 pages avec 130 figures dans le texte et 25 planches dans l'ntroduction. Broché. 10 fr. Cartonné à l'angl., fer spécial .... 12 fr.

LABONNE (le D^r) licencié ès sciences. — **Comment on défend ses poumons**, lutte contre les maladies de poitrine, brochure in-8°... 1 fr.

LETULLE (D^r). — **Guide pratique des Sciences médicales**, publié sous la direction scientifique du Dr LETULLE, professeur agrégé à la Faculté de médecine de Paris, médecin des Hôpitaux. Encyclopédie de poche pour le praticien. Ouvrage in-18 de 1500 pages, cartonné à l'anglaise. 12 fr. Le supplément pour 1892. In-18 de 420 pages.. 5 fr. Le supplément pour 1893. In-18 de 440 pages............... 5 fr.

MARCHAND (Dr Léon), professeur de cryptogamie à l'Ecole supérieure de pharmacie. — **Enumération méthodique et raisonnée des familles et des genres de la classe des Mycophytes** (Champignons Lichens). In-18 de 334 pages, avec 166 figures intercalées dans le texte.. 10 fr.

MAUMENÉ, docteur ès sciences. — **Manuel de Chimie photographique**. Un vol. in 8° de 499 pages. Broché..................

SONNIÉ-MORET, docteur en médecine, pharmacien en chef de l'Hôpital des Enfants malades. — **Eléments d'analyse chimico médicale appliquée aux recherches cliniques**. Vol. In-8° de 340 pages. 6 fr.

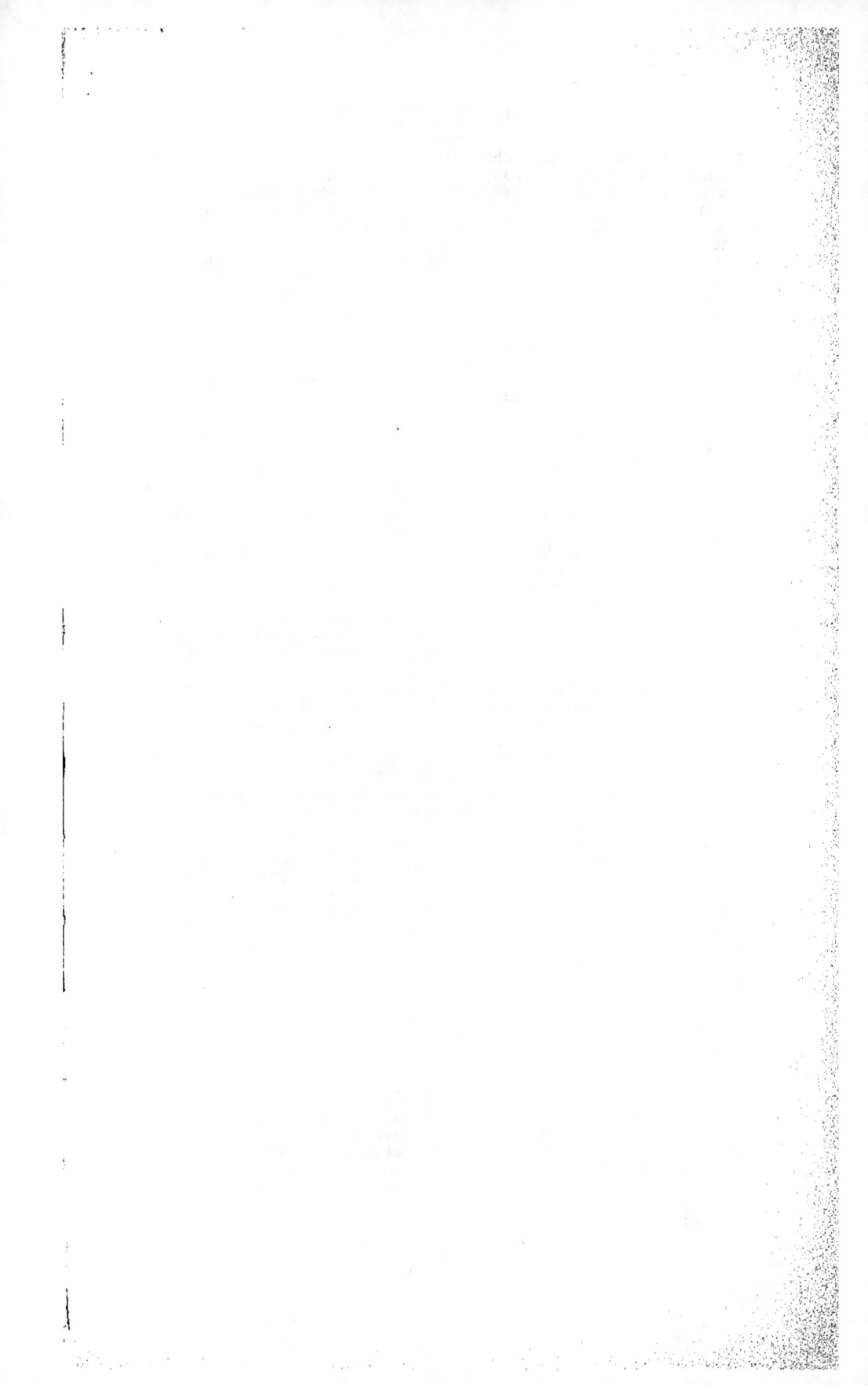

www.ingramcontent.com/pod-product-compliance
Lightning Source LLC
Chambersburg PA
CBHW060508200326
41520CB00017B/4954